I0058857

ÉTUDE
DES EFFETS DIALYTIQUES
DES
EAUX DE VICHY
SUR L'URINE DIABÉTIQUE

PAR

le Docteur CHARNAUX

Médecin-consultant à Vichy

Médecin du Chemin de Fer Paris-Lyon-Méditerranée

SUIVIE

DE QUELQUES CONSIDÉRATIONS
SUR L'ACTION PHYSIOLOGIQUE DES ALCALINS,
EN GÉNÉRAL, DANS L'HÉMATOSE,
ET DE CELLE DES EAUX DE VICHY,
EN PARTICULIER,
DANS LES AFFECTIONS DONT L'ÉTIOLOGIE
DOIT ÊTRE ATTRIBUÉE AUX VICES
DE CETTE FONCTION.

VICHY

IMPRIMERIE A. WALLON

1880

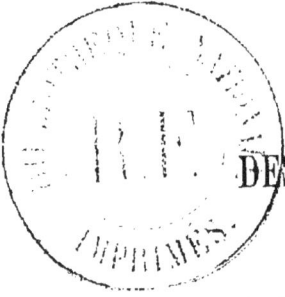

ETUDE

DES EFFETS DIALYTIQUES

DES

EAUX DE VICHY

SUR L'URINE DIABÉTIQUE

J/06
Je
1978 (19)

ÉTUDE

DES EFFETS DIALYTIQUES

DES

EAUX DE VICHY

SUR L'URINE DIABÉTIQUE

le Docteur CHARNAUX

Médecin-consultant à Vichy
Médecin du Chemin de Fer Paris-Lyon-Méditerranée ;

SUIVIE
DE QUELQUES CONSIDÉRATIONS
SUR L'ACTION PHYSIOLOGIQUE DES ALCALINS,
EN GÉNÉRAL, DANS L'HÉMATOSE,
ET DE CELLE DES EAUX DE VICHY,
EN PARTICULIER,
DANS LES AFFECTIONS DONT L'ÉTIOLOGIE
DOIT ÊTRE ATTRIBUÉE AUX VICES
DE CETTE FONCTION.

————

1880

Mon unique but, dans ce travail, a été d'étudier l'action des Alcalins, en général, et des Eaux de Vichy, en particulier, sur l'*Hématose.*

Bon nombre de Confrères en discuteront les conclusions, qu'ils trouveront peut-être exagérées.

Comme Montaigne, je leur redirai :

« CECI EST UNE ŒUVRE DE BONNE FOI. »

———————

ÉTUDE DES EFFETS DIALYTIQUES

DES

EAUX DE VICHY

SUR L'URINE DIABÉTIQUE

———

Il y a bien longtemps, en 1864, cherchant à me rendre compte de l'action des eaux chlorurées sodiques de Bourbon-l'Archambault (Allier), dans les affections rhumatismales, et, par conséquent, sur les dépôts fibrineux que laisse cette affection dans les articulations et dans les gaînes tendineuses, j'avais mis en présence, dans un appareil de

Dutrochet, 10 grammes de fibrine vivante, provenant du sang d'un cheval et 250 grammes des eaux de la Grande source.

Après vingt-quatre heures, 7 gr. sur 10 de ma couenne s'étaient exosmosés dans l'eau minérale.

L'expérience contradictoire, faite en même temps avec de l'eau commune, avait augmenté de 3 grammes le poids de la fibrine. Il y avait eu endosmose de l'eau ordinaire vers la fibrine. Ce qui était prévu.

Pendant cette expérimentation, mes appareils, tenus à la température du corps humain, pouvaient me laisser conclure que, selon toute apparence, l'action des eaux salines, dans les affections rhumatismales, comme aussi sur les noyaux fibrineux restant des foyers hémorrhagiques anciens, agissait en en opérant graduellement la dissolution.

L'année dernière, je répétai ces expériences de dialyse sur les Eaux de Vichy.

- Mon programme était d'étudier leur action directe sur le sang, sur la bile, sur les urines avec excès d'acide urique, sur les urines albumineuses, et enfin sur les urines diabétiques.

C'est par l'étude de ces dernières que nous avons commencé.

M. Raoul COSTEAU, ingénieur des Mines, de l'Ecole polytechnique, attaché à la Compagnie fermière, alors à Vichy, a bien voulu me prêter son concours et m'assister dans ce travail.

Toutes les sources ont été expérimentées simultanément.

APPAREIL DE DUTROCHET, MODIFIÉ,

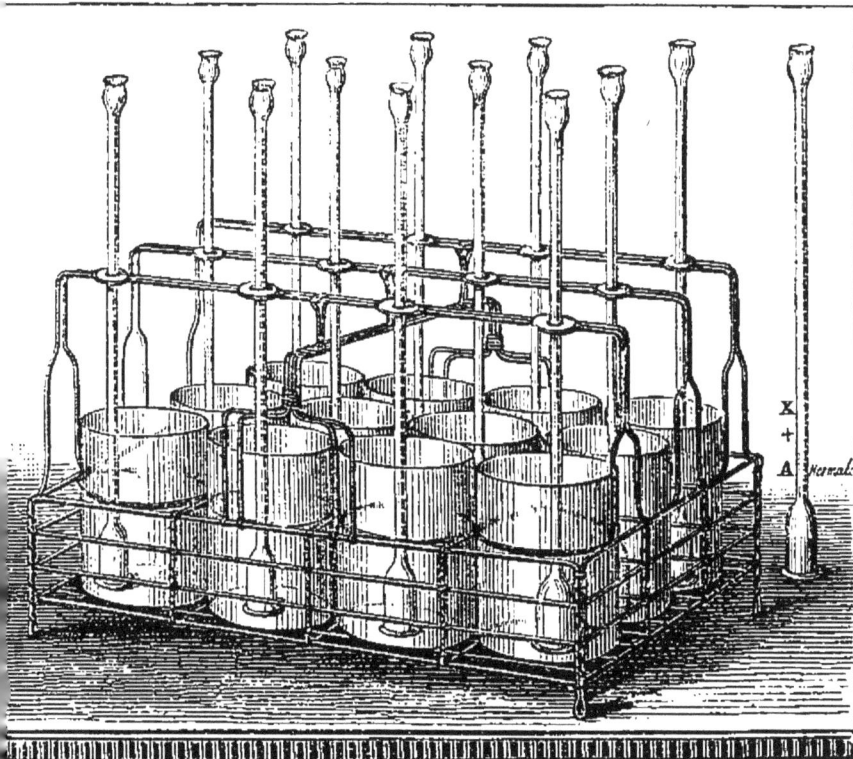

AYANT SERVI A FAIRE LES EXPÉRIENCES DE DIALYSE

Chaque vase, de même forme, a été rempli de 250 grammes d'eau de chaque source immédiatement puisée. 10 grammes d'urine diabétique, dont 2 gouttes suffisaient pour réduire deux centimètres cubes de liqueur cupro-potassique (méthode du docteur Duhomme) contenant, par conséquent, 90 grammes par 1000 grammes, sont introduits dans autant de tubes, également calibrés, fermés par de la baudruche.

Les tubes sont, en même temps, plongés à une égale hauteur, afin que la pression atmosphérique soit égale dans l'eau de chaque source.

Nous avons déposé notre appareil, ainsi préparé, près le *Puits-Carré*, où la température ambiante et constante est de 39° centigrades.

Après douze heures, nous avons

analysé l'urine contenue dans chaque tube, avec la même liqueur cupro-potassique, tout en notant la hauteur endosmométrique dans chaque tube, et voici ce que nous avons constaté :

1° Pour l'*Ancienne Source des Célestins* :

L'urine expérimentée contenait 15 gouttes par centimètre cube.

Il a fallu 9 gouttes pour réduire la liqueur cupro-potassique, d'où il ne restait plus dans l'urine que 20 grammes de sucre pour 1000 grammes.

La hauteur endosmométrique étant de la normale A + 8 divisions du tube (la section entre deux divisions étant de 1/3 de centimètre) ;

2° Célestins (nouvelle Source) :

16 gouttes par centimètre cube d'urine.

13 gouttes pour opérer la réduction.

Sucre restant : 13 grammes 85.

Hauteur endosmométrique : A + 2.

3° Célestins (Grotte) :

16 gouttes par centimètre cube.

10 gouttes pour la réduction.

Sucre restant : 18 grammes.

Hauteur endosmométrique : A + 32.

4° Source Lardy :

16 gouttes par centimètre cube.

16 gouttes pour opérer la réduction.

Sucre : 11 grammes 25.

Hauteur endosmométrique : A + 10.

5° Source Mesdames :

16 gouttes par centimètre cube.

26 gouttes pour la réduction.

Sucre restant : 6 grammes.

Hauteur endosmométrique : A + 5.

6° Puits Carré :

16 gouttes par centimètre cube.

15 gouttes pour opérer la réduction.

Sucre restant : 12 grammes.

Hauteur endosmométrique : A + 11.

7° *Source Lucas :*

16 gouttes par centimètre cube d'urine.

16 gouttes pour opérer la réduction.

Sucre restant : 11 grammes 25.

Hauteur endosmométrique : A + 1.

8° *Source Rosalie* ou *de l'Hôpital :*

16 gouttes par centimètre cube.

22 gouttes pour opérer la réduction.

Sucre restant : 8 grammes.

Hauteur endosmométrique : A + 5.

9° *Grande-Grille :*

16 gouttes par centimètre cube.

17 gouttes pour réduire.

Sucre restant : 10 grammes.

Hauteur endosmométrique : A + 4.

10° *Source du Parc :*

16 gouttes par centimètre cube.

23 gouttes pour opérer la réduction.

Sucre restant : 7 grammes 83.

Hauteur endosmométrique : A + 3,75.

11° *Source d'Hauterive :*

16 gouttes par centimètre cube.

9 gouttes pour précipiter le cuivre.

Sucre restant : 16 grammes 3.

Hauteur endosmométrique : A + 1.

12° *Source intermittente de Vesse :*
16 gouttes par centimètre cube.
11 gouttes pour réduire.
Sucre restant : 16 grammes 3.
Hauteur endosmométrique : A + 1.

L'urine diabétique, sous l'action de l'eau de Vichy, avait donc subi des transformations considérables.

De 90 grammes par 1,000 elle avait été ramenée à un chiffre variant de 20 à 5 grammes par 1.000, selon les sources dont chacune avait son coëfficient particulier.

Nous fûmes très frappés de ces résultats, et d'autant plus, qu'en comparant nos hauteurs endosmométriques, la diminution du sucre n'avait point de corrélation avec les plus élevées.

Ce qui nous prouvait que cette diminution n'était point la conséquence d'une plus grande dilution de l'urine, mais qu'elle était bien due à l'action dialytique des eaux alcalines.

Quelles conséquences tirer de ces expériences presque physiologiques, autant, à mon très humble avis, que ces horribles dépéçages d'animaux vivants, que ces épouvantables opérations faites sur de pauvres chiens sur de malheureuses bêtes qui, certes, n'ont point été créées pour cela ?

La première conséquence c'est qu'elles apportent une confirmation nouvelle aux conclusions des travaux si remarquables de MM. Chevreul et Mialhe sur le rôle des alcalins dans les fonctions de la digestion, de la transformation de ses produits, et de leur assimilation définitive, en tant qu'éléments conservateurs de l'organisme et en tant qu'éléments oxydables destinés à l'entretien de la chaleur nécessaire à la vie.

En effet, nous avons voulu rechercher ce qu'était devenu ce sucre.

Avait-il été oxydé sous leur influence ?

Une nouvelle expérience faite sur une plus grande quantité d'urine diabétique, puis traitée par une solution de gomme, nous donna un précipité *d'Arabine*.

Le sucre disparu avait donc bien été oxydé et transformé en alcool.

D'où il faut conclure que les alcalins, en général, sont des éléments respiratoires.

Ils sont indispensables à l'hématose, à l'oxygénation physiologique des produits de la digestion.

Ils sont donc éminemment toniques, excitants, autant qu'ils ren-
dent possibles l'absorption, l'action
de l'oxygène nécessaire à l'entretien
de notre calorique.

Si les matériaux introduits par les
aliments dans notre organisme, ne
sont point suffisamment oxydés, ils
donneront naissance à grand nombre
de produits encombrants : acide
urique en excès, cholates, choléates
insolubles, sucre non transformé en
alcool, albumine passant d'emblée
dans les produits d'élimination sans
avoir été transformés en éléments
réparateurs.

D'où les diverses diathèses ; d'où
la *Pauvreté physiologique* de notre
vénéré maître M. le professeur Bou-
chardat.

Dans ce cas, plus les aliments

sont riches et plus ils sont réfractaires à l'oxydation.

On dirait que la Providence a voulu attacher aux meilleures choses, aux mets succulents, la somme du plus grand travail, soit des forces digestives, soit de l'appareil musculaire.

Et si l'on ne dépense, si l'on ne consume point ces éléments qui devraient être réparateurs, ils deviennent aussitôt une source de trouble dans notre économie.

Il en est de même lorsque le principe de toute vie végétative ou animale dans lequel nous vivons, *l'Oxygène*, a subi des modifications appréciables ou non à nos investigations dans sa composition normale.

Ce ne sont plus les maladies diathésiques, mais bien le long cortége

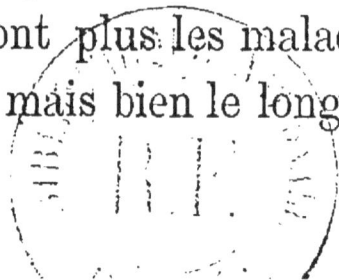

de toutes les épidémies, de toutes les endémies.

Les fièvres intermittentes, la malaria, le choléra peut-être, la peste, le typhus des camps, la fièvre typhoïde, les affections diphthéritiques et croupales, n'ont point d'autres causes.

Le défaut d'oxygénation provenant non plus du manque d'équilibre dans les forces individuelles mais bien de la viciation du milieu ambiant.

Quels sont, dans ces cas, les moyens conseillés, employés?

Ce sont les alcalins, ce sont les sels de chaux, le chlorure de chaux, la chaux elle-même, ce sont des oxydants, des désinfectants.

De même dans les marais, dans les régions basses, humides, où l'hy-

drogène carboné entre dans une trop
grande proportion dans la composition de l'air, si vous voulez changer
la composition de la flore vous
répandez soit de la chaux, soit de la
potasse ou de la soude. Les cendres
opèrent des résultats merveilleux.
Tous les agriculteurs le savent
bien.

Pourquoi encore dans les pays où
la fièvre intermittente était endémi-
que, comme dans notre Bourbonnais,
où pendant le cours de l'année, il y
y a vingt ans, chaque médecin em-
ployait le sulfate de quinine par ki-
logramme, pourquoi, dis-je, depuis
le chaulage n'y a-t-il plus que des
cas bien restreints?

Parce qu'il y a maintenant dans
tous les produits : blés, légumes, de
la chaux en suffisante quantité, et

parce que la composition de l'air est plus normale.

Comme conséquence, élévation de la taille chez les habitants, ossature plus puissante, plus d'hypertrophie de la rate chez les enfants, plus de gros ventres, plus de fluxions de poitrine, de pneumonies périodiques à la saison des moissons.

En un mot nos Bourbonnais jouissent d'une bonne santé.

Chez les animaux même transformation :

Plus de sang de rate, plus de cachexie palustre dans les nombreux troupeaux de moutons.

La race bovine a tellement changée, qu'elle peut lutter avec les produits du Charolais et des riches herbages de Normandie.

Dans le même ordre d'idées,

comment expliquer l'action tonique excitante de l'air de la mer imprégné et de soude et de potasse ?

C'est évidemment à ces éléments alcalins qu'il doit sa puissance d'oxydation.

D'ailleurs, pourquoi chez tous les peuples, dans tous les temps, a-t-on mélangé le sel à tous les aliments ?

Y avez-vous jamais réfléchi, lecteur ?

Pourquoi les animaux le recherchent-ils avec une si grande avidité ?

Croyez-le bien, ce n'est seulement que dans l'intérêt de la *Sapidité* de l'alimentation.

Pourquoi le révérend père Lacombe, après avoir passé douze années dans les montagnes Rocheuses, au milieu des sauvages, me disait-il que le manque de sel, dans sa maigre cuisine, avait été une des privations à laquelle il n'avait jamais pu s'accoutumer.

Hé bien ! cette chose indispensable, qu'elle soit sous forme de sel de soude, de potasse, de chaux ou de lithine, c'est toujours le principe alcalin dont l'eau de Vichy n'est qu'une manière d'être.

Et, chose singulière, c'est précisément à cause de cette action excitante qu'on en est venu, faute d'analyser convenablement leur action puissante, à formuler cet axiôme absolument faux en lui-même, à savoir :

Que les alcalins étaient débilitants, qu'ils liquéfaient les éléments constitutifs du sang.

Certainement, si vous avez affaire

à un malade qui ne mange point,
vous le brûlez, vous le consumez
lui-même, vous soufflez de l'oxygène
sur un foyer dans lequel vous n'avez
point de combustible, en faisant
prendre des alcalins.

La preuve en est à l'augmentation
constante de l'urée dans les urines
sous leur influence.

Voyez les naufragés qui, privés
d'aliments, n'ont plus que la res-
source de boire de l'eau de mer. —
La fièvre délirante s'empare d'eux.
Ils sont littéralement brûlés. — Le
scorbut n'a pas, à mon avis, d'autre
cause : alimentation défectueuse et
insuffisante et excès de principes
phlogistiques.

Comme aussi si vous donnez des
alcalins pendant la fièvre, vous
l'augmentez fatalement, en appor-

tant un équivalent de plus d'oxygène où il n'y en a que trop déjà, et
vous augmenterez le calorique en
même temps.

Si les alcalins doivent être pros-
crits du traitement de toute affection aiguë, il n'en est point de même
dans les affections chroniques, dans
celles où la vie se fait pénible-
ment, où le foyer semble brûler d'une
façon incomplète.

Ils sont aussi employés avec suc-
cès dans les affections asphyxiques.

Avant d'en arriver plus spéciale-
ment aux maladies traitées à Vichy,
et comme faits devant appuyer ces
considérations générales, je tiens à
rappeler ici les observations de cinq
cas de guérison d'angine croupale,
de croup, ce printemps, chez les
enfants de Vesse, localité voisine de

Vichy, où sévissait, à la suite de la débâcle de l'Allier, une épidémie assez meurtrière.

Ces cinq enfants, dont une petite fille de sept ans, ont dû leur guérison à l'emploi de l'iodure de potassium à très haute dose.

Cette fillette, arrivée, après trois jours de maladie, à la dernière période de l'asphyxie, avec une respiration diaphragmatique, saccadée, anxieuse, avec les lèvres violacées, les mains bleues, la cornée terne, a pris pendant cinq jours de 10 à 20 grammes, dans les 24 heures, d'iodure de potassium dans une potion mélangée avec du lait, la meilleure manière d'administrer ce médicament dans tous les cas.

Je sais bien (et c'était à ce point de vue que je l'employais surtout)

que l'action spécifique de ce médicament se manifestant par le ptya-
lisme résultant de son élimination
par les muqueuses naso-pharyngien-
nes, favorise la chûte des fausses
membranes existantes, et empêche
leur progression, leur envahisse-
ment sur les parties voisines.

Sous cette influence thérapeutique, ces enfants se débarrassaient
très facilement des végétations pa-
rasites qu'ils rendaient à la suite
d'efforts de toux sous forme de pâte
de macaroni et de vermicelle. Mais,
à cette action, et pour rester dans
ma thèse, je joins celle de l'alcani-
sation du sang, qui permet aux ilots
non encore envahis des poumons, de
suffire à l'oxygénation du sang, à
l'hématose.

Par analogie, je n'hésiterais point

à administrer ce médicament à doses massives, dans tous les cas d'asphyxie, soit par immersion, soit après inhalation de gaz méphitique.

Je l'emploierais de la même manière dans l'asphyxie générale produite par le choléra, maladie dans laquelle l'oxydation du sang est suspendue.

En un mot, j'userais de cette médication dans tous les cas où les toniques excitants sont indiqués pour obtenir un effort prompt et vigoureux.

Comme, par contre, je conseillerais l'usage des acides comme contre-stimulants, comme calmants, dans tous les cas où l'action trop vive de l'oxygène peut augmenter le fluxus inflammatoire, toutes les fois que l'accélération de la circulation coïncide avec l'élévation de la température.

Pour moi donc, et pour résumer ces conditions générales :

Les Alcalins sont toniques-excitants parce qu'ils favorisent l'oxydation des produits de la digestion, et les Acides sont des calmants, des anti-phlogistiques, en s'opposant à cette même oxydation.

L'usage des eaux de Vichy est donc parfaitement indiqué dans la goutte, dans la gravelle, où l'acide urique est en excès faute d'oxydation ; dans le diabète, maladie dans laquelle le sucre produit par la transformation des substances amylacées, ne pouvant, grâce à l'engorgement des ganglions lymphatiques (peut-être), de la rate, du foie et du pancréas, de tout le système glandulaire abdominal, subir l'oxydation alcoolique parfaite, est éliminé en nature par les reins.

Que cette production anormale de glycose tienne à l'excès de la matière glycogénique du foie, qu'elle dépende d'une excitation particulière du cerveau, qui agit par action reflexe, sur tout le grand sympathique, il n'en reste pas moins établi que, dans tous les cas de glycosurie, le système ganglionnaire fonctionne mal ; qu'il est malade, très malade.

Je ne me rappelle point quel physiologiste illustre a dit que chaque ganglion était un petit poumon.

De là le ventre de grenouilles des diabétiques et les complications pulmonaires et gangréneuses qui viennent trop souvent augmenter la gravité de leur état.

En ce moment même, je donne
mes soins à Vichy à un enfant de sept
ans qui, à la suite d'une maladie
éruptive (rougeole ou scarlatine, les
parents n'ayant pu me renseigner
sur ce point, qui, ayant été entravée
dans son évolution normale, est devenu diabétique à 80 grammes par
1,000 grammes.

Chez cet enfant, qui auparavant
jouissait d'une plantureuse santé,
l'abdomen offre actuellement, au
palper, la sensation d'un sac de noix.
Tous les ganglions mésentériques,
toutes les grosses glandes, le foie, la
rate, comme aussi les ganglions cer-
vicaux, sont tuméfiés, indurés. On
dirait le carreau.

A cette occasion, j'appellerai l'at-
tention de mes confrères et je leur
demanderai, dans les cas de carreau,

d'analyser les urines de leurs petits malades.

De très nombreuses observations de guérisons de diabétiques par l'usage des eaux de Vichy ont été publiées et sont publiées tous les ans.

La rapide décroissance du sucre dans les urines, sous leur influence, ne peut s'expliquer que par une modification puissante de l'absorption de l'oxygène.

Sur un nombre de quatre-vingts diabétiques auxquels j'ai donné mes soins, l'an dernier, deux seulement ont été absolument réfractaires à la médication alcaline. Ils étaient arrivés aux limites extrêmes des forces, et leur organisme usé n'était plus capable d'aucune réaction.

Tous les autres, dans l'espace d'un mois de traitement, ont vu l'échelle glycosurique descendre de 90-80-60-45 grammes à 5-4-3 grammes, quelques-uns même à zéro.

Trois qui ont été radicalement guéris et dont il ne restait pas de trace de sucre dans les urines, sont devenus graveleux.

Un autre, de graveleux qu'il était depuis vingt ans, et de par droit d'hérédité (son grand'père ayant été archi-goutteux), est devenu diabétique après nombreuses cures à Contrexeville et est encore diabétique.

Chez tous ces malades, j'ai constaté une augmentation de poids pendant leur séjour à Vichy, augmentation parfois considérable. Quelques-uns de 2 à 3 kilogrammes.

Est-ce là l'effet d'une médication accusée d'être débilitante et tant redoutée par certains confrères ?

Je me bornerai à citer leur action excitante tonique sur les engorgements (non organiques) du foie, cette glande aux fonctions complexes, si lente à devenir malade est plus lente encore à guérir.

L'anémie, conséquence fatale du chômage de cette officine où les globules blancs du sang se transforment, comme dans les autres ganglions, en globules rouges, disparaît au fur et à mesure que s'exerce la bienfaisante influence des alcalins.

Un de mes clients actuels atteint d'hépatite chronique, suite d'un traumatisme sur l'hypocondre droit, avait, en arrivant, des épistaxis fréquentes. Depuis huit jours qu'il boit les eaux, ses saignements de nez ne se sont point renouvelés.

Demandez à tous nos malades

étrangers qui viennent des Tropiques,
comment elles agissent sur l'épui-
sement, sur les engorgements viscé-
raux produits par le séjour dans les
pays chauds.

Maintenant : à quelles sources
s'adresser ?

Faudrait-il tenir compte, dans la
pratique, des données obtenues par
les expériences de dialyse qui sont
l'objet de ce travail ?

Je répondrai que la meilleure
source, dans tous les cas, sera celle
qui sera la mieux tolérée.

Les coefficients de réduction de
chaque source étant différents, il est
évident qu'on doit les attribuer à une
légère différence aussi dans les éléments minéralisateurs qui la compo-
sent.

Toutes viennent du même grand

bassin souterrain, et possèdent, au fond, la même propriété générique : l'*Alcalinité*, le bicarbonate de soude, à quantité à peu près égale.

Cette différence, elles la puisent dans les couches minérales qu'elles traversent pour arriver à leur point d'émergence.

Celles qui sont chaudes viennent plus directement à la surface du sol ;

Celles qui sont froides, en parcourant un plus long circuit, ont perdu leur calorique.

Celle qui, comme LARDY, MESDAMES, la GRANDE-GRILLE, contiennent du fer, ont traversé des couches ferrugineuses.

Celles, enfin qui, comme LUCAS, PUITS CHOMEL, PARC, contiennent des traces de soufre, ont traversé probablement des amas de sulfate de chaux.

D'où il faut conclure que si l'obser-
vation clinique a pu constater l'ef-
ficacité de la GRANDE-GRILLE dans les
affections du foie, DE L'HOPITAL dans
celles si complexes de l'estomac, il
ne s'en suit pas qu'elles devront toujours être prescrites dans les maladies
de ces organes.

C'est au médecin traitant *seul*, à
étudier les cas particuliers, la tolé-
rance de chacun de ses malades et
de désigner la source qui peut le mieux
convenir.

Il en est de même pour la quantité.

Si le malade mange suffisamment,
on peut lui permettre de boire da-
vantage.

S'il mange peu, si ses digestions
sont laborieuses, prendre garde !
C'est alors qu'il faut surveiller l'em-

ploi de l'eau et en graduer l'usage avec la plus extrême prudence.

Ainsi doit-il en être fait pour les affections des voies urinaires dont les organes, les reins et la vessie sont si prompts et d'une façon, si sournoise à se mettre en colère.

Surtout et par-dessus tout, prendre bien garde de donner jamais les eaux de Vichy dans la fièvre, si bénigne qu'elle soit.

En publiant cette étude, écrite à la hâte, j'ai pensé avoir ouvert, une voie nouvelle pour servir à l'étude de l'action des eaux minérales.

Beaucoup reste à faire.

Il faudrait posséder des connaissances en chimie organique que je n'ai malheureusement point, pour étudier les transformations apportées sur la composition de l'albumine, sur celle de la bile, par l'action des alcalins.

Tout ce que j'ai pu constater, en traitant cette dernière de la même manière que j'ai traité l'urine diabétique, c'est l'odeur très accentuée de matière fécale à elle communiquée par les eaux de Vichy.

Je ne puis mieux finir qu'en rappelant qu'un jour, m'entretenant du projet de ce modeste travail avec mon illustre et si regretté maître, le professeur Gubler, il me dit : « Je vous demande cette étude pour mon journal de Thérapeutique, parce qu'elle n'a point été tentée en France et parce que les Allemands ne l'ont point faite pour leurs eaux minérales. »

Chauvinisme scientifique touchant, où ce savant éminent savait puiser avec sa grande bienveillance, des encouragements pour tous ceux qui, de loin, le suivaient dans la recherche de moyens nouveaux, pour soulager les souffrances de leurs semblables.

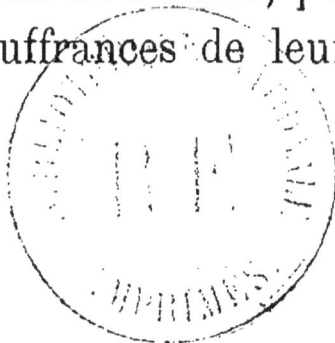

Vicny. Imp. Wallon

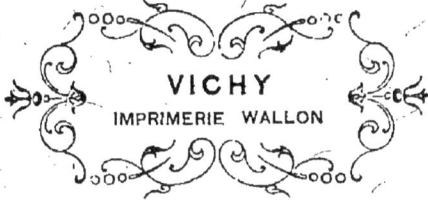

VICHY
IMPRIMERIE WALLON

www.ingramcontent.com/pod-product-compliance
Lightning Source LLC
Chambersburg PA
CBHW071421200326

41520CB00014B/3521